Crockpot

Recetas De Cocción Lenta, Elegantes Y Deliciosas

(Recetas Rápidas y Fáciles de Cocinar)

Flavio Vela

Publicado Por Daniel Heath

© **Flavio Vela**

Todos los derechos reservados

Olla de barro: Recetas De Cocción Lenta, Elegantes Y Deliciosas (Recetas Rápidas y Fáciles de Cocinar)

ISBN 978-1-7770207-4-3

Este documento está orientado a proporcionar información exacta y confiable con respecto al tema y asunto que trata. La publicación se vende con la idea de que el editor no esté obligado a prestar contabilidad, permitida oficialmente, u otros servicios cualificados. Si se necesita asesoramiento, legal o profesional, debería solicitar a una persona con experiencia en la profesión.

Desde una Declaración de Principios aceptada y aprobada tanto por un comité de la American Bar Association (el Colegio de Abogados de Estados Unidos) como por un comité de editores y asociaciones.

No se permite la reproducción, duplicado o transmisión de cualquier parte de este documento en cualquier medio electrónico o formato impreso. Se prohíbe de forma estricta la grabación de esta publicación así como tampoco se permite cualquier almacenamiento de este documento sin permiso escrito del editor. Todos los derechos reservados.

Se establece que la información que contiene este documento es veraz y coherente, ya que cualquier responsabilidad, en términos de falta de atención o de otro tipo, por el uso o abuso de cualquier política, proceso o dirección contenida en este documento será responsabilidad exclusiva y absoluta del lector receptor. Bajo ninguna circunstancia se hará responsable o culpable de forma legal al editor por cualquier reparación, daños o pérdida monetaria debido a la información aquí contenida, ya sea de forma directa o indirectamente.

Los respectivos autores son propietarios de todos los derechos de autor que no están en posesión del editor.

La información aquí contenida se ofrece únicamente con fines informativos y, como tal, es universal. La presentación de la información se realiza sin contrato ni ningún tipo de garantía.

Las marcas registradas utilizadas son sin ningún tipo de consentimiento y la publicación de la marca registrada es sin el permiso o respaldo del propietario de esta. Todas las marcas registradas y demás marcas incluidas en este libro son solo para fines de aclaración y son propiedad de los mismos propietarios, no están afiliadas a este documento.

TABLA DE CONTENIDO

Parte 1 1

Desayuno Y Brunch.. 2

1. Avena Por La Mañana... 2

2. Enchiladas De Vegetales Para El Desayuno........ 3

3. Frittata De Huevo 5

4. Gachas De Trigo Sarraceno Afrutado.................. 7

5. Omelet Con Vegetales 8

6. Omelet De Pimientos Mixtos.............................. 10

7. Crema De Trigo Para El Desayuno..................... 12

8. Sémola Cremosa 13

Aves 14

1. Chile.. 14

2. Curry De Pollo.. 16

3. Pollo Y Zapallo 18

4. Pollo De Cítricos Y Especias 20

5. Pollo A Las Hiervas... 21

6. Guiso De Pollo Con Tomate 22

7. Pavo Condimentado 23

8. Risotto De Pavo... 24

9. Tajín 27

10. Pollo Chino... 29

11. Pollo A La Barbacoa 30

12. Asado De Pollo A Fuego Lento........................ 32

13. Pollo Al Vino Tinto 34

14. Caldo De Pollo 36

15. Tortillas De Pavo 37

16. Pimientos Rellenos 39

17. Albóndigas De Pavo 41

18. Estofado De Pollo Italiano 43

Porciones; 4 43

19. Pollo Agridulce 45

Parte 2 46

Introducción 47

Desayunos 50

Granola 50

Avena En Olla De Cocción Lenta 52

Cacerola De Desayuno 54

Tortilla Occidental 56

Quiché De Verduras Sin Corteza 58

Platillos Principales 60

Carne De Res 60

Rollos De Repollo 60

Carne A La Cacerola 63

Caldo De Res 65

Carne En Conserva Con Repollo 67

Caldo De Res Mediterráneo 69

Pollo 71

Pollo Adobado 71

Polloal Cordon Bleu 73

Pollo Bbq 75

Pollo Creole 77

Pollo Tikka Masala 79

Cerdo 81

Cerdo Desmenuzado Picante... 81

Chuletas De Puerco En Salsa Cremosa 83

Costillares 85

Jamón Campestre.. 87

Lomo De Cerdo 89

Costillas Campestres Asiáticas... 91

Soups And Stews 93

Cioppino 93

Etouffee De Camarón 95

Chili.. 97

Sopa De Cebolla Francesa 99

Crema De Sopa De Champiñones...................................... 101

Estofado De Verduras 103

Guarniciones 105

Relleno... 105

Papas Guisadas Al Gratén.. 107

Pan De Elote 109

Espinacas Con Crema 111

Postres 113

Pudín De Tapioca 113

Pastel De Chocolate 115
Flan 117
Plátanos Flameados 119
Mousse De Chocolate 121

Parte 1

Desayuno y Brunch

1. Avena por la mañana

Porciones: 4
Preparación: 5 minutos y durante la noche.
Cocción: De 7 a 8 horas en fuego bajo.

Ingredientes:
- Una taza de avena grande
- 4 tazas de leche de almendras
- 1 cucharadita de canela
- Salsa de manzana
- 1 taza de frambuesa
- 1 cucharadita de menta fresca, recién cortada

Método:
- Mezclar la avena, la leche de almendras y la canela en una olla.
- Poner el fuego bajo y dejarlo que se cocine durante la noche.
- Para emplatar, agrega más leche o agua si lo desea. Agregar la salsa de manzana arriba junto con las frambuesas y la menta.

2. Enchiladas de vegetales para el desayuno.

Porciones: 4
Preparación: 10 minutos
Cocción: De 2 a 3 horas en fuego alto

Ingredientes:
- Aceite de oliva para engrasar
- 4 tortillas de trigo enteras
- ½ taza de pimiento amarillo picado muy fino
- ½ taza de pimiento rojo picado muy fino
- ¾ taza de cebollines picados bien finos
- 2 claras de huevo
- 1½ taza de leche de almendras
- 1 aguacate sin piel ni carozo, cortado en piezas pequeñas

Método:
- Engrasar un poco la base de la olla con aceite de oliva y alinear con dos tortillas.
- Mezclar los pimientos amarillos y rojos y los cebollines juntos. Reservar tres

cucharadas y verter el resto en las tortillas en la olla.
- Cubrir los vegetales con las 2 tortillas restantes.
- Lentamente batir las claras de huevo junto con la leche de almendras y verterlo encima de la tortilla.
- Cubrir la tortilla con un pedazo de aluminio y poner el fuego en bajo. Cocinar de cuatro a cinco horas hasta que las claras de huevo estén listas. (Si estas apurado, pon el fuego en alto y se cocinara en dos o tres horas)
- Remueve el aluminio ablanda los lados de la tortilla con un cuchillo si es necesario. Para servir, emplátalo con el aguacate y con los vegetales previamente reservados.

3. Frittata de huevo

Porciones: 4
Preparación: 10 minutos
Tiempo de cocción: de 1 a 2 horas en fuego bajo
Ingredientes:

- 1 pimiento rojo cortado en cubitos
- ¼ taza de cebolla verde picada en trozos grandes
- 1 taza de hojas de espinaca bebe, lavadas y cortadas
- 1 cucharada de albahaca picada en trozos grandes
- 3 claras de huevo
- 1 cucharada de aceite de oliva
- Pimienta negra a gusto

Método:

- Poner el pimiento rojo, la cebolla verde, las hojas de espinaca bebe y la albahaca en un recipiente grande y dejarlo a un lado.

- Batir las claras de huevo con el aceite de olvida y condimentar con pimienta negra.
- Agregar las claras de huevo batidas al recipiente para que los vegetales se cubran en las claras.
- Verter en una olla y poner el fuego bajo. Dejar que la frittata se cocine por una hora o dos, hasta que esté en tu deseada cocción.

4. Gachas de Trigo Sarraceno Afrutado

Porciones: 8
Preparación: 5 minutos
Cocinar durante la noche: de 6 a 10 horas en fuego bajo

Ingredientes:
- 5 tazas de leche de almendras
- 1½ tazas de trigo sarraceno
- 2 cucharadas de canela
- 1 taza de ciruelas sin carozo y picadas

Método:
- Marinar las ciruelas con la canela y dejarlo descansar por 10 minutos.
- Verter la leche de almendras en una olla.
- Agregar el trigo sarraceno a la leche y mezclar.
- Agregar las ciruelas con canela y sus jugos a la olla y mezclar bien.
- Poner el fuego bajo y dejar que se cocine toda la noche.

5. Omelet con vegetales

Porciones: 12
Preparación: 10 minutos
Cocción durante la noche: de 5 a 7 horas en fuego bajo

Ingredientes:
- Una cucharadita de aceite de oliva
- 1 cabeza de coliflor cortada en pedazos pequeños
- 1 cebolla blanca cortada en cubitos
- 2 zanahorias ralladas
- 4 claras de huevo
- ½ taza de leche de coco
- 1 taza de cebollines, cortados
- Pimienta negra a gusto

Método:
- Enaceitar olla con aceite de oliva.
- Poner en la olla un tercio de la coliflor, un tercio de las zanahorias y por último, un tercio de la cebolla.
- Repetir el paso previo dos veces más hasta que los vegetales estén en capas.

- Mezclar las claras de huevo con la leche y los cebollines. Condimentar con pimienta negra y verter sobre los vegetales.
- Poner a fuego bajo y dejar cocinar toda la noche.

6. Omelet de Pimientos Mixtos

Porciones: 4
Preparación: 4 horas en fuego bajo o 2 horas en fuego alto

Ingredientes:
- 2 papas blancas, peladas y cortadas
- ½ pimiento rojo cortado en cubitos
- ½ pimiento verde cortado en cubitos
- 12 claras de huevo
- 1 taza de leche de arroz

Instrucciones:
- Engrasar la olla con aceite de oliva.
- Batir las claras de huevo con la leche de arroz y dejar a un lado.
- Poner en capas la mitad de las papas y la mitad de los pimientos en la olla.
- Verter la mitad de la mezcla de clara de huevo hasta cubrir los vegetales.
- Poner en capas los vegetales restantes y la restante mezcla de clara de huevo.
- Poner la olla a fuego lento y cocinar hasta que los huevos estén cocinados a gusto.

Pista: Servir este omelet con una ensalada de pepino condimentada con una cucharadita de vinagra balsámico y queso de cabra. Filtra las papas si tienes tiempo para reducir el nivel de almidón, para una comida más amigable para los riñones.

7. Crema de Trigo para el desayuno

Porciones: 4
Preparación: 10 minutos
Cocción durante la noche: de 7 a 8 horas en fuego bajo

Ingredientes:
- ¾ taza de crema de trigo
- 3¾ tazas de agua

Instrucciones:
- Poner la crema de trigo y el agua en una olla.
- Dejar cocinando durante la noche en fuego bajo.

8. Sémola Cremosa

Porciones: 8
Preparación: 5 minutos
Cocción durante la noche: de 7 a 8 horas en fuego bajo

Ingredientes:
- 1½ taza de sémola de piedra
- 6 tazas de agua

Instrucciones:
- Mezclar la sémola y el agua en una olla.
- Poner la olla a fuego bajo y cocinar durante la noche.

Aves

1.Chile

Porciones: 8
Preparación: 5 minutos
Cocción: 8 horas en fuego bajo
Ingredientes:
- 1 cucharada de aceite de oliva
- 2 cucharadas de cebolla, picadas
- 2 dientes de ajo, picado
- 350 gramos de pavo
- ½ cucharadita de paprika ahumada
- ½ cucharadita de tomillo seco
- ¼ taza de pollo reducido en sodio
- ½ taza de agua
- 1½ taza de kale, picada

Método:
- Calentar el aceite de oliva en una sartén antiadherente y saltar la cebolla hasta que se vuelvan transparentes. Agregar el pavo y el ajo a la sartén y continuar reviviendo hasta que la carne esté marrón.

- Sacar del fuego y verterlo en una olla.
- Mezclar el caldo de carne, el agua, el tomillo seco y la paprika ahumada en la olla.
- Poner en fuego bajo por 8 horas.
- En los últimos 15 minutos de cocción agregar el kale en la mezcla hasta que las hojas estén marchitas.

2. Curry de pollo

Porciones: 4
Preparación: 5 minutos
Cocción: de 4 a 5 horas a fuego alto o de 7 a 8 horas a fuego bajo

Ingredientes:

- 1 cucharada de aceite de canola
- 1 cebolla picada
- 230 gramos de pechuga de pollo sin piel, cortada en cubitos
- 1 cucharadita de polvo de curry suave
- 1 cucharadita de cúrcuma
- 1 cucharadita de pimienta de Jamaica
- 1 cucharadita de comino
- 1 zanahoria cortada en cubitos
- 2 tazas de agua

Método:

- Calentar el aceite en una sartén a fuego medio y saltar las cebollas hasta que se vuelvan transparentes. Remover de la sartén y dejar a un lado.
- Saltear el pollo en la sartén.
- Poner las cebollas en la sartén, agregar el curry, el comino, la cúrcuma y la

pimienta de Jamaica. Revolver hasta que el pollo y la cebolla estén cubiertos con las especias.
- Sacar del fuego y transferir todo a una olla.
- Agregar las zanahorias y el agua a la olla y revolver.
- Poner la olla a fuego alto y cocinar de 4 a 5 horas hasta que el pollo se halla cocinado.

3. Pollo y Zapallo

Porciones: 8
Preparación: 20 minutos
Cocción: de 8 a 10 horas a fuego bajo

Ingredientes:
- 1 cucharada de aceite de oliva
- 1 cebolla picada
- 3 dientes de ajo picados
- 285 gramos de pechuga de pollo sin piel, cortado.
- 85 gramos de harina
- Pimienta negra a gusto
- 1 taza de caldo de pollo sin sodio
- 1 taza de agua
- 5 ramitas de tomillo fresco
- 3 hojas de laurel
- 1 zapallo

Método:
- Calentar el aceite de oliva en una sartén a fuego medio.
- Saltar las cebollas y el ajo en la sartén hasta que las cebollas estén transparentes.

- Empanar los cubitos de pollos con la harina y saltearlos en la sartén hasta que el pollo esté marrón.
- Condimentar con pimienta negra.
- Sacar del fuego y transferir el pollo y los vegetales a una olla.
- Agregar el caldo de pollo, el agua, el tomillo y las hojas de laurel a la olla y revolver bien. Asegurarse de que hay suficiente líquido para cubrir la carne y los vegetales.
- Preparar el zapallo: Cortarlo verticalmente a la mitad y cortar cada mitad en 6 piezas. Ponerlos en la olla con la piel mirando hacia arriba.
- Cocinar a fuego bajo.

4. Pollo de Cítricos y Especias

Porciones:6
Preparación: 15 minutos
Cocción: de 8 a 9 horas a fuego bajo

Ingredientes:

- 230 gramos de pechugas de pollo deshuesado y sin piel.
- 1 pimiento rojo sin semillas ni medula, cortado en trocitos.
- 1 pimiento amarillo sin semillas ni medula, cortado en trocitos.
- 1 cebolla blanca chica, picada.
- 1 taza de caldo de pollo bajo en sodio.
- 3 cucharadas de mermelada de naranja
- ½ cucharadita de cúrcuma

Método:

- Combinar el pollo, los pimientos, la cebolla, el caldo, la mermelada y la cúrcuma en una olla.
- Poner a cocinar a fuego bajo.

5. Pollo a las hiervas

Porciones: 4
Preparación: 1 minuto
Cocción: de 2½ a 3 horas en fuego alto o 5 a 6 horas en fuego bajo

Ingredientes:

- 1½ cucharada de ajo picado
- 1½ cucharada de semillas de hinojo molido
- 1 cucharadita de eneldo seco
- 1 cucharadita de aceite de canola
- 5 puerros medianos
- 500 gramos de zanahorias, cortadas en cubitos
- 4 patas de pollo
- ½ taza de caldo de pollo bajo en sodio

Método:

- Para hacer el condimento, combinar el ajo, las semillas de hinojo molido y el eneldo seco en un recipiente.
- Hacer pequeñas cortadas en las patas de pollo y frotar el condimento en ellas, asegurándose de frotarlo bien en las cortadas.

- Poner el puerro y la zanahoria en la olla.
- Echar el caldo.
- Poner las patas de pollo en la olla con los vegetales y cocinar a fuego alto.

6. Guiso de pollo con tomate

Porciones: 5
Preparación: 5 minutos
Cocción: de 3½ a 4 horas a fuego alto o de 7 a 8 horas en fuego bajo.
Ingredientes:
- 300 gramos de pechugas de pollo deshuesadas y sin piel, cortadas en cubos.
- 2 cebollas picadas
- 1 diente de ajo picado
- 1 cucharadita de orégano
- 1 cucharadita de granos de pimienta negra
- 1 taza de caldo de pollo bajo en sodio

- 1 taza de agua
- 1 pimiento rojo picado
- 1 cucharadita de paprika
- 1 cucharadita de comino

Método:
- Poner el pollo, la cebolla, el ajo, el orégano y la pimienta en una olla.
- Agregar en caldo y el agua a la olla y ponerlo a fuego alto.
- Agregar el pimiento rojo, la paprika y el comino en los últimos 30 minutos de cocción.

7. Pavo condimentado

Porciones: 4
Preparación: 5 minutos
Cocción: de 7 a 8 horas a fuego bajo o de 4 a 5 horas a fuego alto
Ingredientes:
- 1 cucharadita de comino
- 1 cucharadita de canela
- 1 diente de ajo, picado
- 1 cucharadita de orégano

- Pimienta negra molida, a gusto
- 230 gramos de muslo de pavo deshuesado y sin piel

Método:
- Para hacer el condimento: combinar el comino, la canela, el orégano, la pimienta y el ajo picado.
- Frotar los muslos de pavo con el condimento y ponerlos en una olla.
- Cocinar a fuego bajo.

8. Risotto de Pavo

Porciones: 5
Preparación: 15 minutos
Cocción: de 6 a 7 horas a fuego bajo
Ingredientes:
- 1 cucharada de aceite de oliva
- 230 gramos de pechugas de pollo deshuesadas y sin piel, cortadas en tiras
- 1½ taza de arroz arborio

- ½ taza de apio picado
- ⅓ taza de zanahoria picada
- ¼ taza de cebolla morada picada
- 1 taza de caldo de pollo bajo en sodio
- ½ taza de agua
- 1 cucharadita de orégano
- 1 cucharadita de ralladura de limón
- Pimienta negra, a gusto
- Jugo de limón, a gusto

Método:
- Calentar el aceite de oliva en una sartén a fuego medio.
- Agregar las pechugas de pavo y saltear de 3 a 5 minutos o hasta que la carne este ligeramente marrón.
- Agregar el arroz arborio, apio, zanahoria y cebolla y saltear de 3 a 5 minutos.
- Remover del fuego y transferir el contenido a una olla.
- Verter el caldo de pollo y el agua en la olla.
- Condimentar con orégano, ralladura de limón y más pimienta negra.

- Cocinar a fuego bajo.
- Antes de servir, verter el jugo de limón por encima junto con cilantro.

9. Tajín

Porciones: 8
Preparación: 5 minutos
Cocción: de 3½ a 4 horas a fuego alto o de 6½ a 7 horas a fuego bajo

Ingredientes:
- 4 zanahorias, cortadas en cubitos
- 2 cebollas grandes, cortadas en cubitos
- 340 gramos de pechugas de pavo deshuesadas y sin piel, cortadas en cubitos
- ½ taza de albaricoques enlatados, escurridos y picados
- 1 taza de caldo de pollo bajo en sodio
- 2 cucharadas de harina
- 2 cucharadas de jugo de limón
- 2 dientes de ajo, picado
- 1 ½ cucharadita de comino
- 1 ½ cucharadita de jengibre
- 1 cucharadita de nuez moscada
- Pimienta negra a gusto

Método:
- Poner la zanahoria, la cebolla, el pavo y los albaricoques en una olla.

- Mezclar el caldo de pollo, la harina, el jugo de limón, el ajo, el comino, el jengibre, la nuez moscada y la pimienta y agregar la mezcla a la olla.
- Cocinar a fuego alto.

10. Pollo Chino

Porciones: 4
Preparación: 15 minutos
Cocción: de 6 a 7 horas a fuego bajo

Ingredientes:
- 230 gramos de pechuga de pollo deshuesada, sin piel, cortada en cubitos
- 2 cucharadas de aceite de sésamo
- 1 cucharadita de salsa de soja baja en sodio
- 1 cucharada de polvo de cinco especias
- 1 cucharadita de pimienta blanca
- 1 cucharada de vino de arroz chino
- 1 cucharada de aceite vegetal
- 2 dientes de ajos, aplastados
- 1 tallo pequeño de jengibre, en rodajas finas
- ⅓ taza de caldo de pollo bajo en sodio
- 2 tazas de guisantes o repollo chino

Método:
- Marinar el pollo en piezas con el aceite de sésamo, la salsa de soja, el polvo de

cinco especias, la pimienta blanca, el vino de arroz, y dejar a un lado.
- Calentar el aceite en una sartén a fuego medio.
- Agregar los dientes de ajo aplastados y las rodajas de jengibre. Saltear hasta liberar la fragancia.
- Agregar el pollo a la sartén y continuar salteando hasta que el pollo este un poco amarronado.
- Remover del fuego y transferir el contenido a una olla de cocción lenta.
- Agregar el caldo a la olla y cocinar a fuego bajo.
- En los últimos 10 minutos de cocción, agregar los guisantes o el repollo chino a la olla.

11. Pollo a la Barbacoa

Porciones: 8
Preparación: 5 minutos

Cocción: 6½ horas a fuego bajo
Ingredientes:
- 450 gramos de filetes de pechuga de pollo sin piel
- 2 cucharaditas de mostaza
- 2 cucharaditas de jugo de limón
- 1 diente de ajo rallado
- ¼ taza de azúcar morena
- 1 cucharada de kétchup de tomate

Método:
- Para hacer la marinada: mezclar la mostaza, el jugo de limón, el ajo, la azúcar negra y el kétchup.
- Frotar los filetes de pollo con la marinada y ponerlos en una olla de cocción lenta, incluyendo el exceso de salsa.
- Cocinar a fuego bajo.
- Cuando el tiempo de cocción haya terminado, desgarrar el pollo con dos tenedores y cocinar por otros 30 minutos.

12. Asado de pollo a fuego lento

Porciones: 10
Preparación: 20 minutos
Cocción: 4 horas a fuego alto
Ingredientes:
- 1 cucharadita de aceite de oliva
- 1 zanahoria, groseramente cortada
- 2 dientes de ajo
- ½ cebolla morada mediana, en cuartos
- 1 tallo de apio mediano, groseramente cortado
- ¼ taza de migas de pan blanco
- Pimienta negra, a gusto

Método:
- Para preparar el relleno: mezclar el aceite de oliva, la zanahoria, el ajo, la cebolla, el apio y el pan en una procesadora. Condimentar generosamente con pimienta negra y transferir el relleno a la cavidad del pollo.
- Poner el pollo en una olla de cocción lenta a fuego alto. El pollo está listo

cuando la carne se afloja fácilmente de los huesos.

13. Pollo al Vino Tinto

Porciones: 6
Preparación: 10 minutos
Cocción: de 5 a 6 horas a fuego bajo

Ingredientes:

- 2 cucharadas de aceite de oliva
- 1 kilo de pechugas de pollo deshuesadas y sin piel
- 1 taza de vino tinto
- 2 cucharadas de pasta de tomate
- ½ taza de caldo de pollo bajo en sodio
- 1 taza de zanahoria, cortada en cubitos
- ½ taza de cebolla verde, rebanada
- ½ taza de perejil picado
- 2 hojas de laurel
- ½ cucharadita de tomillo seco

Instrucciones:

- Calentar el aceite de oliva en una sartén grande a fuego medio y sellar la pechuga de pollo hasta que los lados queden un poco amarronados.
- Transferir el pollo a una olla de cocción lenta.

- Desglasar la sartén con media taza de vino tinto y poner por encima del pollo.
- Verter el vino sobrante, la pasta de tomate y el caldo de pollo.
- Agregar la zanahoria, la cebolla, el perejil, las hojas de laurel y el tomillo a la olla.
- Cocinar a fuego bajo.

14. Caldo de Pollo

Porciones: 4
Preparación: 5 minutos
Cocción: 2 horas a fuego alto
Ingredientes:
- 1 taza de arroz blanco
- 5 tazas de caldo de pollo bajo en sodio, casero
- 1 taza de vegetales, cortados en cubitos

Instrucciones:
- Agregar el arroz, el caldo y los vegetales a una olla de cocción lenta.
- Cocinar a fuego alto.

15. Tortillas de Pavo

Porciones: 8 + sobras
Preparación: 10 minutos
Cocción: 7 horas
Ingredientes:
- 4 libras de pechugas de pavo, deshuesadas y sin piel
- 28 onzas de tomates picados sin sal agregada en lata
- 1 cucharada de comino
- ¾ cucharada de sal
- ¼ cucharada de pimienta
- 8 tortillas de arroz
- 2 tazas de piña
- 3 tazas de lechuga romana, picada
- ¼ taza de cilantro, picado
- Aderezo de lima: ¼ taza de jugo de lima, ¼ taza de aceite de oliva, ½ cucharada de azúcar, ¼ cucharada de sal

Instrucciones
- Rociar una olla con aceite en spray.

- Poner la pechuga de pavo en la olla junto con los tomates, el comino, la sal y la pimienta. Mezclar.
- Cubrir y cocinar por 7 horas a fuego bajo
- Preparar el aderezo de lima combinando todos los ingredientes.
- Después de 7 horas, desgarrar el pollo usando dos tenedores.
- Poner en cada tortilla ¼ taza de pollo.
- Dividir la piña entre las tortillas
- Puedes congelar el resto hasta 3 meses.
- Verter el aderezo y envolver las tortillas.

16. Pimientos Rellenos

Porciones: 6
Preparación: 15 minutos
Cocción: de 6 a 8 horas a fuego bajo

Ingredientes:
- 6 pimientos grandes
- 1 libra de pavo magro
- 1 taza de arroz blanco cocido
- 8 onzas de queso de cabra, desmenuzado
- 32 onzas de tomates, cortados en cubitos. Reservar el jugo
- 1 cucharada de cebollino picado
- 1 cucharada de perejil picado
- 1 cucharadita de orégano
- 1 cucharadita de azúcar morena, opcional
- ½ taza de caldo de pollo

Instrucciones:

- Para preparar los pimientos: Cortar la parte superior de los pimientos (reserlvarlos) y quitar las semillas, ahuecándolos. Condimentar con pimienta.
- Para hacer el relleno: Mezclar los ingredientes restantes en un recipiente hasta que esten bien combinados.
- Verter el caldo de pollo en una olla.
- Rellenar los pimientos con el relleno hasta tres cuartos y ponerlos en la olla. Poner arriba la parte superior anteriormente reservada.
- Cocinar a fuego bajo

17. Albóndigas de Pavo

Porciones: 4
Preparación: 10 minutos
Cocción: de 3 a 3 horas a fuego bajo

Ingredientes:
- 1 apio, picado
- 2 zanahorias, peladas y picadas
- 4 pechugas de pavo sin piel, cortadas
- 2 cucharadas de cebollino
- 1 cucharada de aceite de coco
- 1 taza de pasta de tomate
- 1 taza de caldo de pollo bajo en sodio
- 1 taza de tomates, cortados en cubitos.

Instrucciones:
- Procesar el apio, la zanahoria, las pechugas de pavo, y el cebollino hasta que estén combinados.
- Engrasar las palmas de tus manos con aceite de coco y formar albóndigas del tamaño que desee.
- Poner las albóndigas en una olla.
- Cocinar a fuego bajo.

- 15 minutos antes de terminar la cocción, agregar los tomates y remover bien los ingredientes.

18. Estofado de Pollo Italiano

Porciones; 4

Preparación: 15 minutos

Cocción: de 4 a 5 horas

Ingredientes:
- 1 cucharada de aceite de oliva
- 5 onzas de pechugas de pollo sin piel
- 1 zanahoria, pelada y cortada en cubitos
- 1 apio, picado
- 1 cucharada de aceite con infusión de ajo
- 1 cucharada de pasta de tomate
- 1 cucharada de azúcar
- 14 onzas de tomates, cortados en cuartos
- 9 onzas de caldo de pollo bajo en sodio
- 1 cucharada de albahaca, picada
- 1 libra 5 onzas de papas pequeñas, peladas y cortadas a la mitad
- Una pizca de sal y pimienta

- 1 cucharada de perejil picado, para adornar

Instrucciones:
- Calentar una cacerola a fuego medio
- Agregar el aceite, y una vez que se caliente, agregar las pechugas de pollo
- Cocinar el pollo de 3 a 4 minutos en cada lado, o hasta que se dore completamente.
- Remover de la cacerola y agregar a la olla de cocción lenta.
- Agregar el apio y la zanahoria con una pizca de sal a la olla y mezclar.
- Verter los tomates, el caldo, la pasta de tomates, el aceite de ajo, el azúcar y la albahaca y mezclar bien para asegurarse que todo esté bien distribuido.
- Condimentar con un poco de sal y pimienta, tapar la olla y dejar cocinar de 5 a 6 horas.
- Una hora antes de terminar, agregar las papas.
- Servir.

19. Pollo Agridulce

Porciones: 8
Preparación: 10 minutos
Cocción: de 7 a 8 horas a fuego bajo

Ingredientes:
- 8 piezas de muslo de pollo con hueso
- 1 pequeña piña, cortada en cubitos
- 2 pimientos, sin semillas, cortados en cubitos
- ½ taza de caldo de pollo bajo en sodio

Instrucciones:
- Dorar el pollo en una sartén antiadherente.
- Transferir el pollo junto a sus jugos a una olla de cocción lenta.
- Agregar la piña junto a el pimiento a la olla.
- Agregar el caldo de pollo y cocinar a fuego bajo.

Parte 2

Introducción

Si ya hautilizado una olla de cocción lenta, entonces usted ya sabe lo fácil que es preparar deliciosas comidas de manera lenta. Si usted es un usuario nuevo, este recetario le dará recetas deliciosas para deleitar a sus huéspedes y familiares.

Las ollas de cocción lenta no pueden ser más sencillas de utilizar. Normalmente uno sólo coloca los ingredientes y los deja hervir por horas, es exactamente ese hervor el responsable de que todos los sabores se mezclen juntos a la perfección. Además el largo tiempo de cocción le ahorra dinero pues puede comprar cortes más económicos y convertirlos en carne bastante suave.

Las ollas de cocción lenta requieren de muy poca de su atención. Usted puede encenderlas por la mañana, partir a su trabajo y regresar a su hogar siendo recibido por el aroma de una comida lista para servirse. ¡Así de fácil!Preparar platillos en esta olla no necesita de mucha técnica pues los ingredientes sólo se colocan en la olla y listo. Cualquiera puede ser un gran chef con una olla de cocción lenta.

Durante los días festivos, cuando el horno y la estufa trabajan a más no poder, esta olla te dará la oportunidad de preparar un platillo más.

Las recetas de este libro son bastante saludables puesutilizan muy poco o nada de aceite. Estos platillos se preparan hirviendo ingredientes son frescos y nutritivos. ¿No es esa la comida que usted desea servir a su familia?

No necesitará limpiar múltiples ollas y sartenes ya que solo utilizara una, aunque, ocasionalmente le recordamos dorar un poco la carne en la parrilla para sellar los sabores.

Gracias a las recetas de este libro usted podrá pasar más tiempo con sus amigos y familia en lugar de frente a la estufa. Usted amará los desayunos, entradas, guarniciones y bellísimos postres de este recetario. Y no creerá lo fácil de preparar que son.

Desayunos

Granola

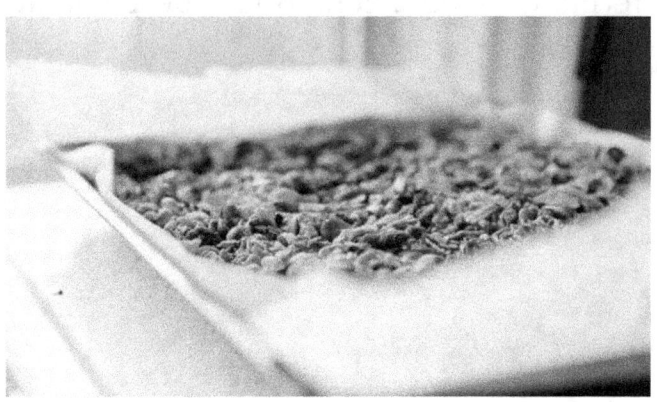

Delicioso con leche o yogurt.
Tiempo de Preparación: 2 horas 30 minutos
Porciones: 6
Ingredientes:
- 4 tazas de avena
- ¼ taza de nuez de nogal picada
- ¼ taza de almendras rebanadas
- ¼ taza de semillas de girasol
- ¼ taza de azúcar morena
- ½ taza de aceite de coco
- ½ taza de miel

- 1 cucharada de extracto de almendra
- ¼ taza de pasas
- ¼ taza de arándanos

Instrucciones:

1. Rocíe la olla de cocción lenta conspray anti-adherente

2. Combine la avena, la nuez, las almendras, las semillas de girasol y el azúcar en la olla de cocción lenta.

3. Agregue el aceite de coco, la miel y el extracto de almendra mientras revuelve la mezcla.

4. Asegúrese de mantener la tapa abierta solo un poco para obtener un sabor más crujiente.

5. Cocinar por 2 ½ horas en temperatura baja, revolviendo de vez en cuando.

6. Agregue las pasas y los arándanos y revuelva.

7. Coloque la granola en un lugar fresco.

Avena en Olla de Cocción Lenta

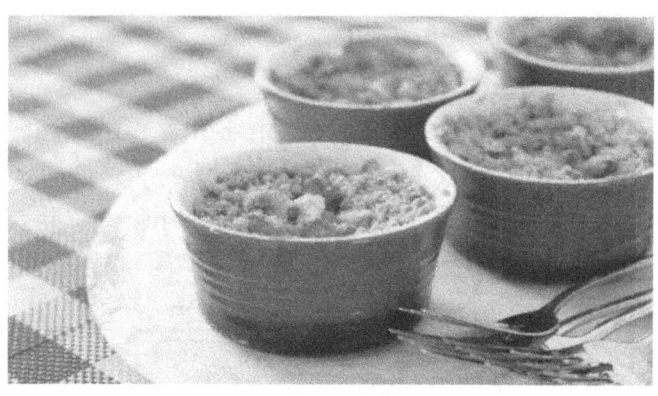

Despierte con una avena deliciosa. Para evitar que se apelmace asegure de utilizar avena trozada.

Tiempo de Preparación: 6 horas
Porciones: 4
Ingredientes:

- 1 taza de avena trozada
- 3 1/3 tazasde leche
- ¼taza de nueces de nogal en trozos
- ¼ taza de pasas
- 3 cucharadas de mantequilla
- 1 cucharadade canela
- 2 cucharadas de miel demaple
- 1 cucharadita de extracto devainilla

Instrucciones:

1. Coloque todos los ingredientes en la olla de cocción lenta y revuélvalos bien.
2. Cocine por 6 horas.

Cacerola de desayuno

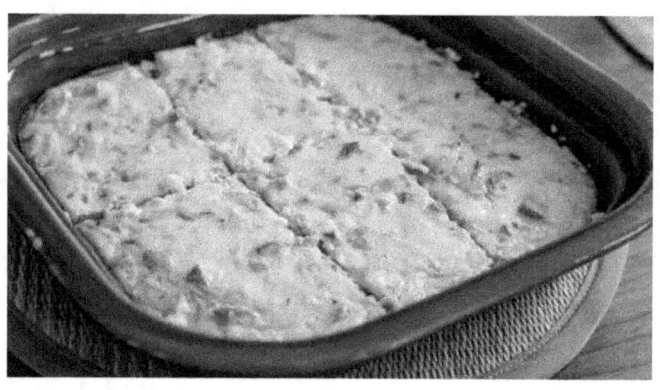

Todo lo que desea desayunar en una cacerola. Comience a preparar este alimento antes de irse a la cama y despierte con un desayuno abundante.

Tiempo de Preparación: 8 horas
Porciones: 6
Ingredientes:
- 12 huevos grandes
- 1 taza de media crema
- Sal y pimienta al gusto
- 3 tazas de papas hasbrown descongeladas
- 1 cebolla pequeña picada
- 2 tazasde queso chédar rayado
- 2 tazas de salchichas para desayuno

rebanadas
- Un poco de salsa picante al gusto - opcional

Instrucciones:
1. Bata los huevos y la media crema juntos.
2. Sazone la mezcla con sal y pimienta.
3. Coloque las papas hashbrown al fondo de la olla de cocción lenta.
4. Mezcle la cebolla, 1 taza de queso y 1 taza de salchicha.
5. Vierta la mezcla de huevo sobre las papas hashbrown y mezcle suavemente.
6. Vierta el resto del queso y salchicha encima de la mezcla.
7. Agregue salsa picante si lo desea
8. Cocer por 8 horas.

Tortilla Occidental

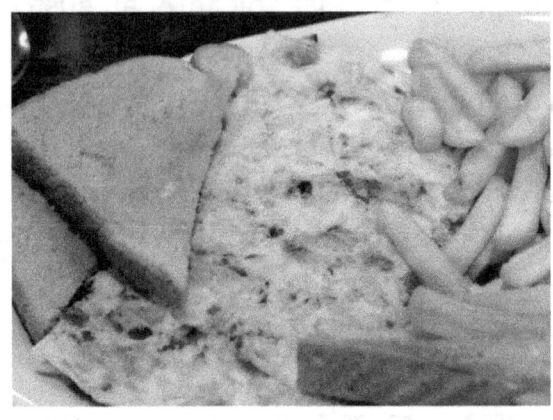

Disfrute de una tortilla deliciosa justo después de levantarse.

Tiempo de Preparación: 10 horas
Porciones: 6
Ingredientes:

- 900 g de papas hashbrown congeladas
- 450 g de salchicha italiana molida
- 1 cebolla picada
- 1 pimiento verde picado
- 1 ¾ taza de queso rallado mixto
- 12 huevos
- 1 taza de leche
- 1 cucharada de sazonador italiano

- 2 dientes de ajo picados
- Sal y pimienta al gusto

Instrucciones:

1. Cubrala olla de cocción lenta con spray anti-adherente.

2. Cree en ella 3 capas de hashbrowns, salchicha, cebolla, pimiento y queso rallado.

3. Bata el huevo con la leche, el sazonador italiano, el ajo, la sal y la pimienta.

4. Vierta la mezcla de huevosobre los otros ingredientes.

5. Cocine a temperatura baja durante 10 horas.

Quiché de Verduras sin Corteza

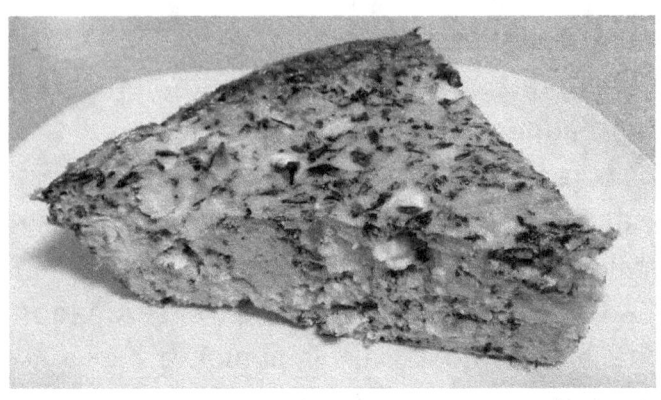

Este quiché puede disfrutarse para el desayuno, almuerzo o como lonche.

Tiempo de Preparación: 2 horas 30 minutos

Porciones: 6

Ingredientes:

- 7 huevos grandes
- 1 1/4 taza de crema para batir
- ¾ taza de leche
- 28 g de queso Gruyere rallado.
- 4 tallos de esparrago
- ½ taza de broccoli florets
- 1 pimiento picado
- 1 cebolla picada
- 1 diente de ajo picado

- Una pizca de nuez moscada
- Sal y pimienta al gusto

Instrucciones:

1. Bata el huevo, la nuez moscada, la sal y la pimienta en una palangana.
2. Añada la crema para batir y la leche.
3. Revuelva con el queso, las verduras y el ajo.
4. Transfiera la mezcla a la olla de cocción lenta.
5. Cocine en temperaturabaja durante 2 ½ horas.

Platillos Principales

Carne de Res

Rollos de Repollo

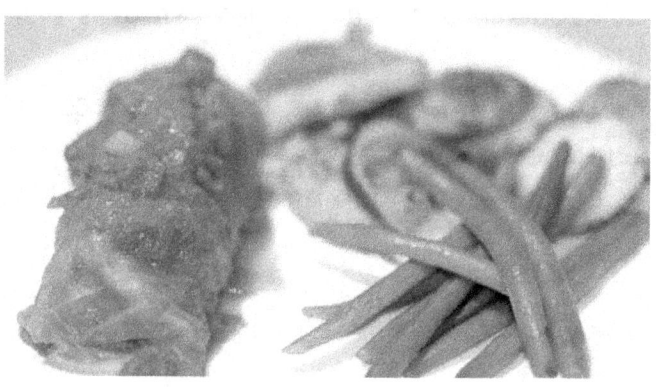

Deliciosos y suaves rollos de repollo. El arroz hervido en caldo de res le dará un sabor extra. Estos son en verdad asombrosos y la salsa gravy es divina.

Tiempo de Preparación: 8 horas
Porciones: 6
Ingredientes:

- 1 taza de arroz blanco
- 2 tazas de caldo de res

- 12 hojas de repollo
- 1 huevo batido
- 2 cucharadas de leche
- ¼ taza de chalote picado
- 230 g de res molida
- 230 g de cerdo molido
- Sal y pimienta al gusto
- 2 tazas de salsa tomate, de preferencia hecha en casa
- 1 cucharada de azúcar
- ½ taza de caldo de res
- 1 cucharadita de salsa Worcestershire

Instrucciones:

1. Prepare el arroz como acostumbra, utilizando caldo de res en lugar de agua.

2. Coloque las hojas de repollo en una olla de agua hirviendo y cocínelas por 2 minutos. Drene el agua y déjelas de lado.

3. Combine el arroz, el huevo, la leche, los chalotes, las carnes, la sal y la pimienta en una palangana.

4. Extienda las hojas de repollo y rellene cada una con ¼ de taza de nuestro relleno.

5. Enrolle la hoja del repollo y doble hacia adentro los costados. Incluso puede atarlos con un cordel.

6. Transfiera los rollos de repollo a la olla de cocción lenta.

7. Revuelva la salsa de tomate, el azúcar, ½ taza de caldo de res y la salsa Worcestershire dentro de la olla.

8. Cocine a temperatura baja durante 8 horas.

Carne a la cacerola

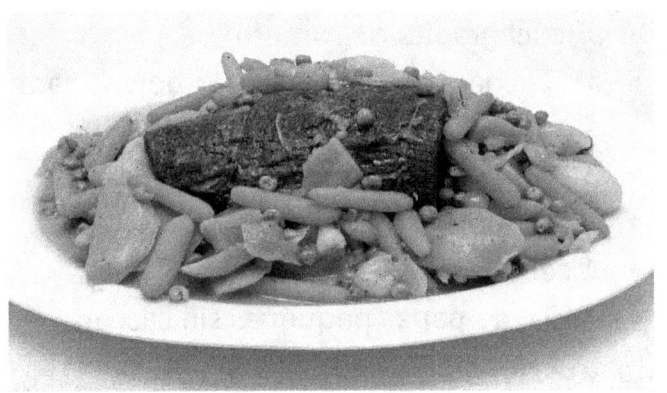

Ésta es la cena dominical favorita de todos, y alcanza hasta para emparedados al día siguiente. La fantástica salsa gravy utiliza ingredientes que pueden comprarse en cualquier tienda, siendo así muy sencilla de preparar.

Tiempo de Preparación: 8 horas 8 minutos
Porciones: 8
Ingredientes:

- 1.8 kg de carne de res
- ½ taza de harina
- 2 cucharadas de aceite de oliva
- 2 latas de crema de champiñones
- 2 tazas de caldo de res

- 1 taza de vino tinto
- Sal y pimienta al gusto
- ½ cucharadita de romero
- ½ cucharadita de sal en polvo para sazonar Lawry
- 1 cucharada de salsa Worcestershire
- 4 zanahorias rebanadas
- 1 cebolla picada
- 450 g de papas pequeñas sin cascara

Instrucciones:

1. Caliente el aceite en un sartén.
2. Cubra la carne por complete con la harina (esto volverá más espesa la salsa de gravy)
3. Dore todos los lados de la carne durante 8 minutos en la sartén y colóquela en la olla de cocción lenta.
4. Añada el resto de los ingredientes a la olla de cocción lenta y revuélvalos bien.
5. Cocine a temperatura baja durante 8 horas.

Caldo de Res

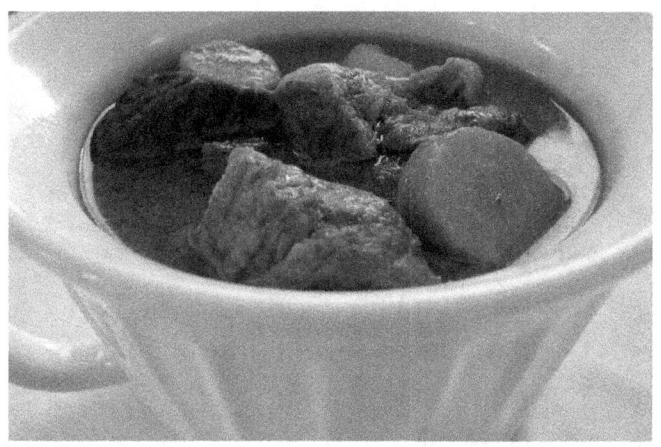

Este caldo contiene mucho sabor. El hervor extendido suaviza la carne y resalta todos los sabores. Si a usted le agradan sus caldos con más tomate, agregue 1 ½ taza de salsa de tomate y sólo utilice dos tazas de caldo de res en lugar de tres.

Tiempo de Preparación: 10 horas 10 minutos
Porciones: 6
Ingredientes:

- 2 cucharadasde aceite de oliva
- 900 g de carne para caldo en cubos
- ½ taza de harina blanca

- Sal y pimienta al gusto
- 1 cebolla picada
- 3 dientes de ajo picados
- ½ cucharadita de tomillo
- ½ cucharadita deromero
- 1 hoja de laurel
- ½ cucharadita de orégano
- ½ cucharadita de paprika
- 1 cucharada de sazonadorMaggi
- 3 tazas de caldo de res
- ½ taza de vino tinto
- 4 papas sin cascara en cubos
- 4 zanahoria rebanada
- 3 tallos de apio picados

Instrucciones:

1. Caliente el aceite en una sartén.
2. Cubra perfectamente la carne con la harina.
3. Dore la carne por 10 minutos en la sartén.
4. Ponga la olla de cocción lenta en temperatura baja.
5. Añada el resto de los ingredientes y revuelva bien.
6. Cocine durante 10 horas.

Carne en Conserva con Repollo

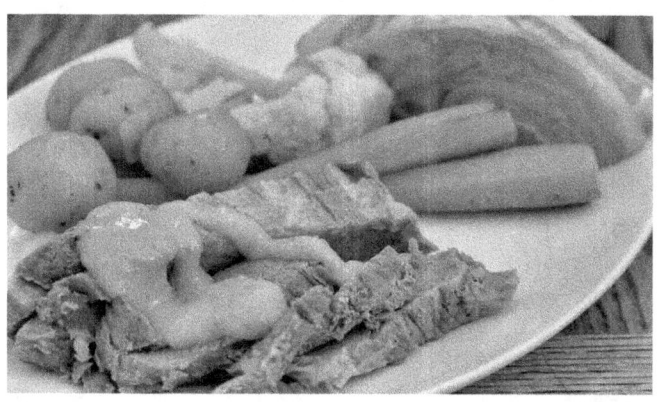

Este platillo es perfecto para el día de San Patricio o para cualquier otro día. Imagine preparar esta carne en conserva con repollo por la mañana y volver a casa para degustar esta maravilla. El secreto para no obtener verduras apelmazadas es añadirlas a diferentes tiempos.

Tiempo de Preparación: 8 horas
Porciones: 8
Ingredientes:

- 1800 g de bistec de res en conserva con su bolsa de especias
- 1 botella de cervezaGuinness
- 6 zanahorias rebanadas
- 10 papas cambray pequeñas

- 2 cebollas rebanadas en 4
- 1 repollo chico picado
- ¼ taza de mostaza

Instrucciones:

1. Coloque el bistec en la olla de cocción lenta y añada una taza de agua y la cerveza.
2. Agregue el paquete de especias y revuelva bien.
3. Cocine en temperatura baja durante 4 horas.
4. Abra la tapa y añada las papas, las cebollas y las zanahorias.
5. Cocine en temperatura baja durante 3 horas.
6. Abra la tapa y añada el repollo picado.
7. Déjelo cocer por otra hora más.
8. Sírvase con mostaza.

Caldo de Res Mediterráneo

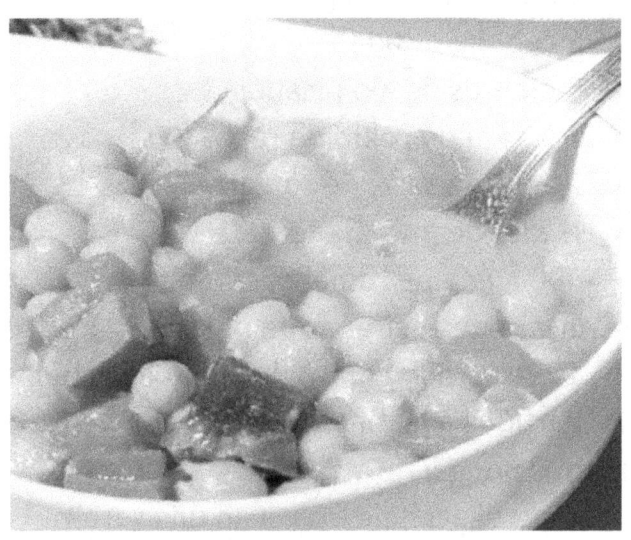

Un caldo de res con un sabor mediterráneo indudable. Pruébelo con arroz.

Tiempo de Preparación: 7 horas 5 minutos
Porciones: 6
Ingredientes:

- 1 cucharada de aceite de oliva.
- 900 g de carne de res para caldo
- ¼ cucharadita de chile guajillo triturado
- ½ cucharadita decanela
- ½ cucharadita decilantro
- ½ cucharadita de comino

- ½ cucharadita de albahacamolida
- Sal y pimienta al gusto
- 1 cebolla picada
- 3 dientes de ajo picados
- 1 ½ taza de caldo de res
- ½ taza de salsa de tomate
- ½ taza de puré de tomate
- 400 g lata de tomates rebanados
- 1 taza de aceitunas negras picadas
- 1 lata de corazones de alcachofas partidos a la mitad y drenados.

Instrucciones:

Caliente el aceite de oliva en una sartén.

Sazone la carne de res con las especies, la sal y la pimienta. Asegúrese de cubrir toda la carne.

Añada la carne sazonada, la cebolla y el ajo a la sartén y dore por 5 minutos.

Trasfiera la mezcla a la olla de cocción lenta.

Vierta el caldo de res con la salsa de tomate y los tomates rebanados. Bata.

Cocínelo durante 6 horas.

Con cuidado levante la tapa y añada las alcachofas, aceitunas y el puré de tomate.

Tape la olla y cocínelo durante una hora.

Pollo

Pollo Adobado

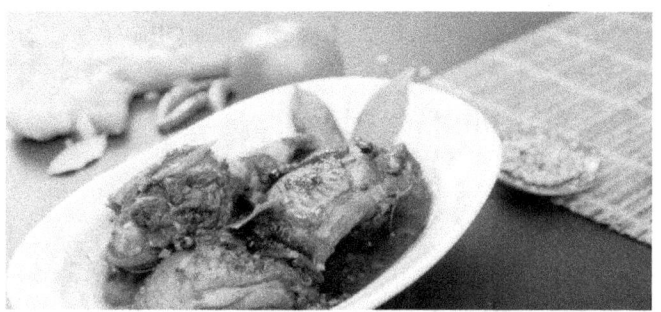

Un sabroso pollo que sorprenderá y deleitará a su familia e invitados. Sírvalo con arroz.

Tiempo de Preparación: 8 horas
Porciones: 6
Ingredientes:

- 1360 g de piezas de pollo
- 2 cucharadasde pimienta entera
- 2 hojas de laurel
- 8 dientes de ajorebanados
- 1 cucharada de jengibre rallado
- 1 taza de salsa de soya

- 1 ¼ taza de vinagre blanco

Instrucciones:

1. Coloque el pollo en la olla de cocción lenta.

2. Combine los ingredientes en una palangana y agréguelos a la olla con el pollo.

3. Cocine durante 8 horas.

Polloal Cordon Bleu

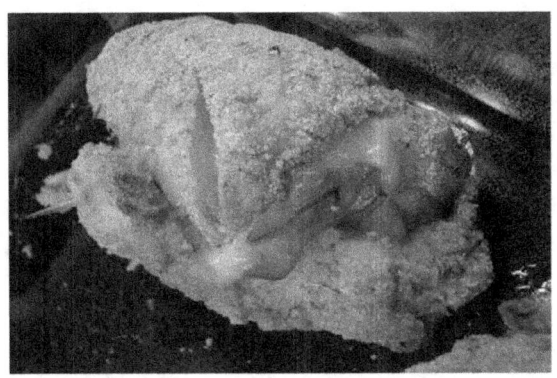

Ésta es una forma sencilla de preparar este clásico francés. Además sabe delicioso.
Tiempo de Preparación: 4 horas
Porciones: 6
Ingredientes:

- 1 lata de crema de pollo condensada
- 1 taza de leche
- ½ taza de vino blanco
- 6 pechugas de pollo sin hueso ni piel
- ½ cucharaditade tomillo
- ½ cucharadita de sal de ajo
- 6 rebanadas de jamón
- 6 rebanadas de queso suizo
- 1 taza de relleno de pan mixto
- 3 cucharadas de mantequilla

Instrucciones:
1. Mezcle la crema, la leche y el vino.
2. Vierta ¼ del líquido en la olla de cocción lenta.
3. Sazone las pechugas de pollo con el tomillo y la sal de ajo.
4. Coloque el pollo sobre la mezcla.
5. Coloque sobre cada pieza de pollo una rebanada de jamón y una de queso.
6. Agregue el resto de la mezcla.
7. Derritala mantequilla en una sartén y mézclela con el relleno de pan.
8. Bata por 5 minutos.
9. Agregue el relleno a la olla de cocción lenta.
10. Cocine todo durante 4 horas.

Pollo BBQ

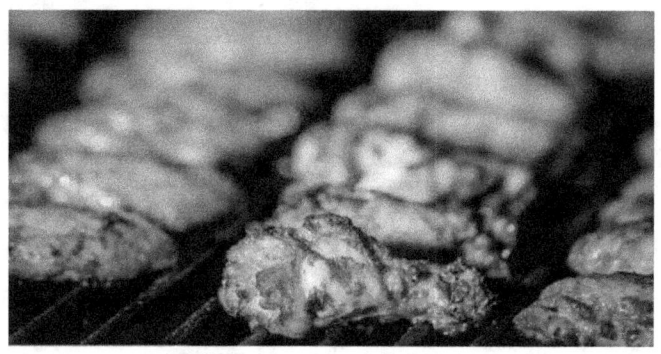

Este pollo BBQ puede usarse para hacer tacos o emparedados.Sabroso. Lleva contigo muchas servilletas.

Tiempo de Preparación: 6 horas 45 minutos

Porciones: 4

Ingredientes:

- 4 mitades de pechuga de pollo sin hueso ni piel
- 1 cebolla picada
- 2 dientes de ajopicados
- ¼ taza de salsa ketchup
- 1 cucharada de mostaza
- 1 cucharada de jugo de limón
- ¼ taza de azúcar morena

- ½ taza de salsa deBBQ
- 2 cucharadas de salsa deWorcestershire
- 1 cucharadita de humo liquido
- ½ cucharadita de comino

Instrucciones:

1. Coloque las pechugas de pollo al fondo de la olla de cocción lenta.
2. Mezcle el resto de los ingredientes en una palangana.
3. Vierta la mezcla sobre el pollo.
4. Cocínelo durante 6 horas.
5. Retire el pollo y desmenúcelo con un tenedor.
6. Vuelva a colocar la carne dentro de la olla de cocción lenta y cocínela durante 45 minutos.

Pollo Creole

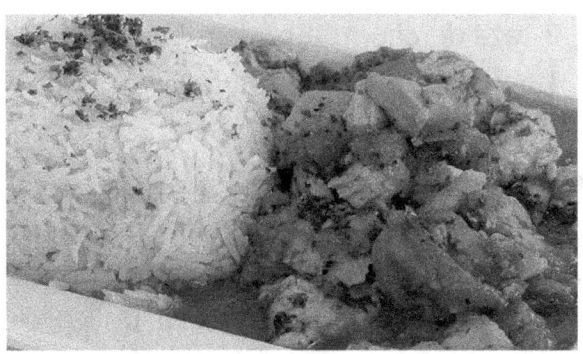

En Luisiana les encanta tener un poco de picor. Sirva este bello platillo picante con una guarnición de arroz. Y recuerde, usted decide cuanto picor desea tener.

Tiempo de Preparación: 10 horas
Porciones: 6
Ingredientes:

- 6pechugas de pollo
- Sal y pimienta al gusto
- 1 cucharadita de sazonador creole
- 397 g de tomates guisados enlatados
- 1 lata de tomates picantes marca Rotel
- 1 taza de caldo de pollo
- 4 cucharadas de pasta de tomate
- 1 pimiento picado

- 4 dientes de ajo picados
- 1 cebolla picada
- 1 taza de champiñones rebanados
- ½ cucharadita de pimienta de cayena
- Una pizca de salsa tabasco

Instrucciones:

1. Sazone el pollo con sal, pimienta y el sazonador creole.
2. Coloque el pollo en la olla de cocción lenta.
3. Agregue los ingredientes restantes y mezcle bien.
4. Cocínelo durante 10 horas.

Pollo Tikka Masala

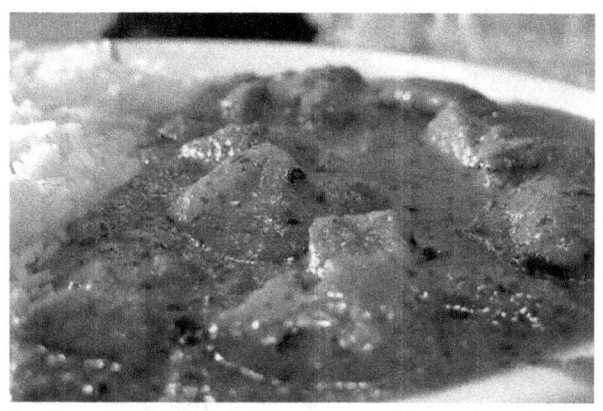

Un esencial platillo de Inglaterra, traído desde Tailandia. Un delicioso platillo de curry.

Tiempo de Preparación: 8 horas 30 minutos
Porciones: 4
Ingredientes:

- 900 gde pollo en cubos
- 2 tazas de salsa de tomate
- 1 taza de leche de coco
- 1 cucharada de jengibre rallado
- 2 cucharadas de comino
- 1 cucharada degaram masala (mezcla de especias indias)

- Sal y pimienta al gusto
- 2 cucharaditas depaprika
- 2 dientes de ajopicados
- ½ cucharada de cúrcuma
- ¼ cucharadita de chile rojo picado
- 1 cucharadita de cilantro
- 1 taza de crema espesa
- 1/3 tazade cilantro picado
- Jugo de limón al gusto

Instrucciones:

1. Coloque todos los ingredientes excepto la crema, el cilantro y el limón en la olla de cocción lenta y mézclelo todo bien.

2. Cocínelo a temperatura baja durante 8 horas.

3. Agregue la crema y el limón y cocínelo durante 30 minutos más.

4. Sírvalo sobre arroz.

Cerdo

Cerdo Desmenuzado Picante

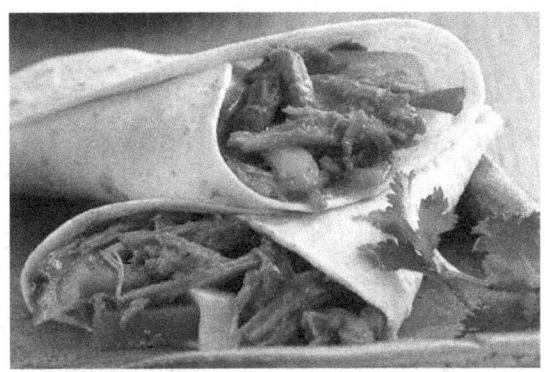

Puede preparar tacos o emparedados con este platillo. También sabe delicioso servido sobre arroz.

Tiempo de Preparación: 8 horas 10 minutos

Porciones: 12

Ingredientes:

- 2.27 kg hombre de cerdo con hueso
- 1 ½ taza de salsa BBQ
- ¾ taza de vinagre de cidra de manzana
- 1 taza de caldo depollo

- 1/3 taza de azúcar morena
- 1 cucharada de mostaza
- 1 cucharada de salsa de soya
- 2 cucharadas de chile en polvo
- 2 cebollas picadas
- 5 dientes de ajopicados
- 1 cucharadade canela
- 4 cucharaditas dehumo liquido

Instrucciones:

1. Coloque el hombro de cerdo en la olla de cocción lenta.

2. Mezcle los ingredientes restantes en una palangana y viértalos sobre el cerdo.

3. Cocínelo a temperaturabaja durante 8 horas.

4. Saque el cerdo para desmenuzarlo con dos tenedores.

5. Vuelva a colocar el cerdo desmenuzado en la olla y cocínelo durante 10 minutos.

Chuletas de Puerco en Salsa Cremosa

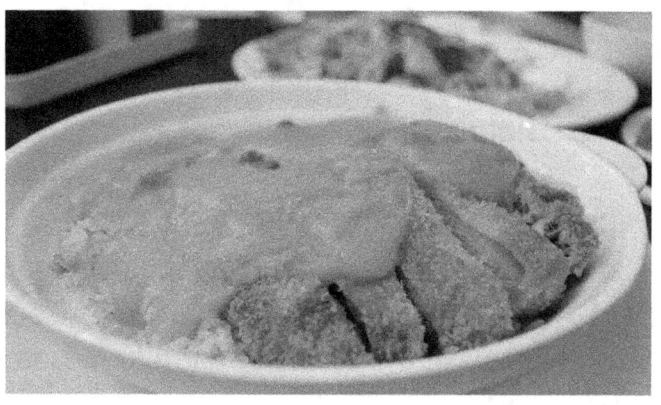

Suaves chuletas de puerco en una deliciosa salsa.

Tiempo de Preparación: 8 horas 20 minutos

Porciones: 6

- 6 chuletas de cerdo
- Sal y pimienta al gusto
- ½ taza de harina blanca
- ½ cucharadita de paprika
- ½ cucharadita de pimentón
- ½ cucharadita de ajo en polvo
- 1 cebolla grande picada
- 1 taza de champiñones rebanados
- 1 pimiento rebanado

- 1 ½ taza de caldo de pollo
- 1 taza de crema acida
- ½ taza de queso crema
- 2 cucharadasde harina blanca

Instrucciones:

1. Sazone las chuletas de cerdo con la sal y lapimienta.
2. Mezcle la harina, la paprika, el pimentón y el ajo en polvo.
3. Cubra las chuletas de cerdo en la harina sazonada.
4. Coloque las chuletas de puerco en la olla de cocción lenta y añada la cebolla, los champiñones y el chile campana.
5. Vierta el caldo de pollo sobre las chuletas.
6. Cocínelo a temperatura lenta durante 8 horas.
7. Retire las chuletas a un plato y no deje que se enfríen.
8. Agregue la crema ácida, el queso crema y las dos cucharadas de harina a la mezcla de la olla de cocción lenta.
9. Cocine esa mezcla durante 10 minutos.
10. Cubra las chuletas con esta salsa.

Costillares

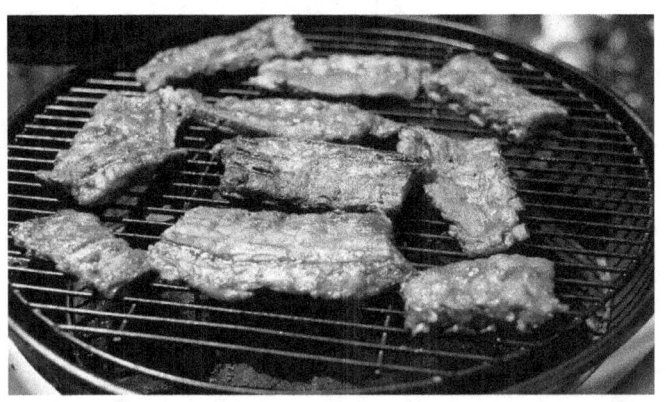

Estos costillares picantes le tendrán chupándose los dedos.

Tiempo de Preparación: 8 horas
Porciones: 4
Ingredientes:

- 900 gde costillares de Puerco cortados en pedazos
- 1 ½ taza de salsa BBQ
- ½ cebolla picada
- 2 dientes de ajopicados
- 1 cucharada deazúcar morena
- 1 cucharada de salsa Worcestershire
- 1 cucharada de miel
- 1 cucharada de mostaza

Instrucciones:

1. Corte los costillares y colóquelos en la olla de cocción lenta.

2. Mezcle los ingredientes restantes y cubra los costillares con la mezcla.

3. Cocine a temperatura baja durante 8 horas.

Jamón Campestre

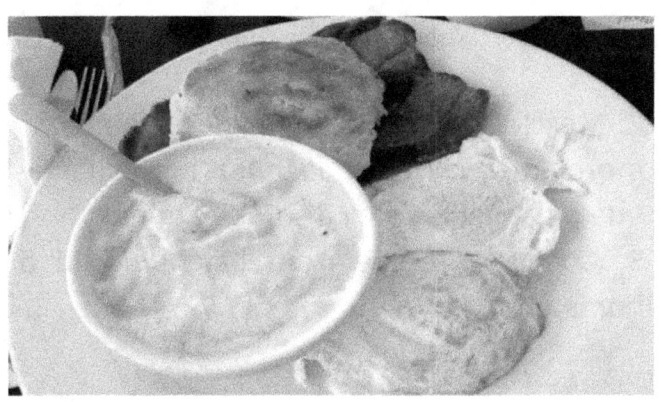

Perfecto para la cena de navidad y hacer sándwiches. Asegúrese de que todo el jamón este cubierto de líquido para prevenir un resultado seco.

Tiempo de Preparación: 8 horas
Porciones: 12
Ingredientes:

- 3.629 kg de jamón precocido en espiral con hueso
- 1 taza de miel de maple
- 4 tazas derefresco de jengibre
- ½ taza de azúcar morena
- 1 cucharadade canela
- 1 cucharadita de nuez moscada

Instrucciones:

1. Coloque el jamón en la olla de cocción lenta y vierta la miel de mable entre cada corte.

2. Mezcle el refresco de jengibre, la azúcar morena, la canela y la nuez moscada en una palangana y vierta sobre el jamón.

3. Cocine a temperatura baja durante 8 horas.

Lomo de Cerdo

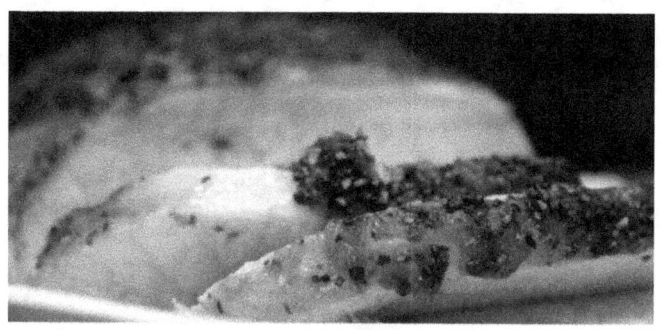

El caldo tiene un gran sabor y el ajo realmente condimenta este platillo. Sirva con guarnición de puré de papa.

Tiempo de Preparación: 4 horas
Porciones: 4
Ingredientes:

- 900 glomo de cerdo
- 2 dientes de ajorebanados
- 1 cebolla en rebanadas
- 1 taza de agua
- ¼ taza decaldo de res
- 1 taza de vino rojo
- 2 cucharadas de salsaWorcestershire
- Sal y pimienta al gusto

Instrucciones:

1. Utilice un cuchillo filoso para hacer

rendijas en el lomo de cerdo.

2. Meta una rebanada dediente de ajoen cada rendija.

3. Coloque el cerdo en la olla de cocción lenta.

4. Mezcle con los ingredientes restantes.

5. Cocine a temperatura baja durante 4 horas.

Costillas Campestres Asiáticas

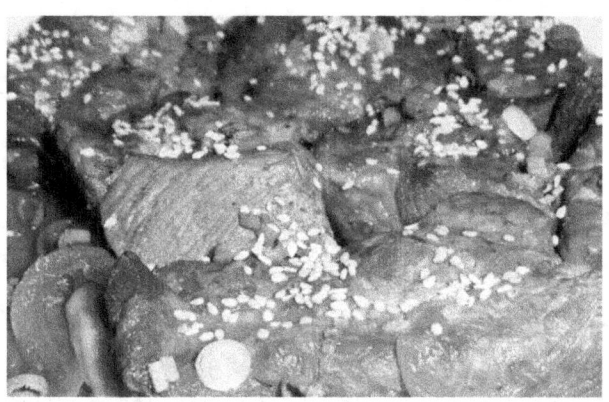

Un delicioso sabor asiático. Sírvase sobre arroz como en su restaurante chino favorito.

Tiempo de Preparación: 8 horas
Porciones: 4
Ingredientes:

- ¼ taza de azúcar morena
- ¼ taza de miel
- ½ taza de salsa de soya
- 1/3 taza deaceite de oliva
- 2 cucharadas devinagre blanco
- 2 cucharadas dejugo de limón
- 4 dientes de ajopicados
- 1 pedazo de 2.5 cm de jengibre rallado

- ½ cucharadita de polvo cinco especias chinas
- 1/8 cucharadita de chile rojo seco
- 14 costillas de cerdo al estilo rústico con hueso

Instrucciones:

1. Mezcle todos los ingredientes, menos las costillas, en una palangana.

2. Agregue las costillas a la palangana con la mezcla y refrigérelo toda la noche.

3. Coloque las costillas en la olla de cocción lenta junto con la mitad de la mezcla anterior.

4. Cocine a temperatura baja durante 8 horas.

5. Desmenuce la carne con dos tenedores.

Soups and Stews

Cioppino

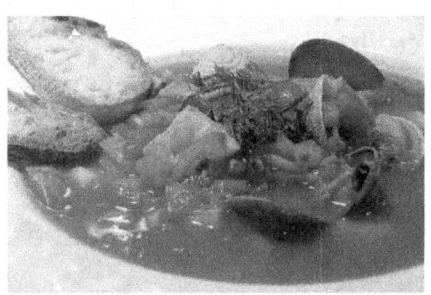

Esta sopa de mariscos a base de tomate fue creada por los pescadores del pacífico, quienes utilizaban las sobras de su pesca para crear su cena. El caldo es increíble, así que acompáñalo con una gran hogaza de pan de maza fermentada.

Tiempo de Preparación: 8 horas 25 minutos
Porciones: 6

- 828 ml puré de tomate en lata
- 2 tazas de caldo de pollo o pescado
- 1 cucharadita o más de condimento Old

Bay
- 1 hoja de laurel
- ¾ cucharadita de chile seco rojo
- Una pizca de salsa Worcestershire
- 340 gde mero, tilapia u otro pescado blanco firme
- 227g. de vieiras
- 454 g de carne de cangrejo
- 454 gcamarón limpio
- 454 galmejas de cuellopequeñas

Instrucciones:

1. Agregue a la olla de cocción lenta todos los ingredientes menos los mariscos.

2. Cocine a temperatura baja durante 8 horas.

3. Añada los mariscos y cocine durante 25 minutos.

4. Tire la hoja de laurel y las vieiras que no se abrieran.

Etouffee de camarón

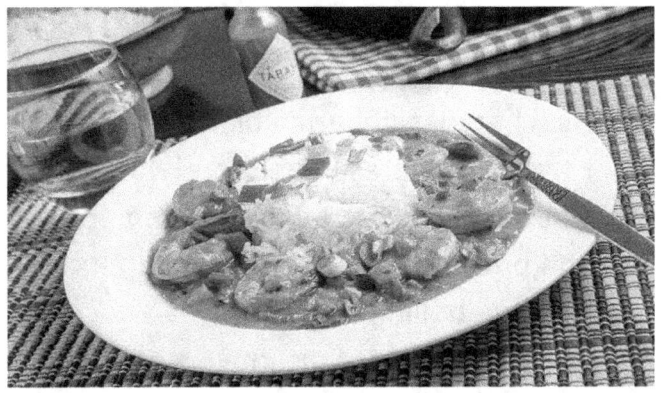

No deje que el nombre le asuste. Es solo un sabroso jambalaya al estilo de Luisiana con un caldo increíble. Puede hacerlo muy picoso o no, dependiendo de su parecer. Es una gran manera de impresionar a su suegra; dígale que se esclavizó en la cocina durante horas. Sirva este platillo sobre arroz bastmati.

Tiempo de Preparación: 6 horas 15 minutos
Porciones: 6
Ingredientes:
- 2 cucharadas de sazonador creole
- 1 cucharadita depimienta de cayena
- Sal y pimienta al gusto

- 340 g de salchicha andouille en rebanadas
- 1 cebolla picada
- 1 pimiento picado
- 2 cucharadas de harina blanca
- 1 taza de tomates marca rotel
- 1 taza de caldo de pollo o de camarón
- Una pizca de salsa Worcestershire
- ¼ taza cebollín picado
- Una pizca de salsa picante
- 907 g camarón limpio

Instrucciones:

1. Agregue todos los ingredientes excepto el camarón a la olla de cocción lenta.

2. Cocine a temperatura baja durante 6 horas.

3. Agregue el camarón y cocine durante otros 15 minutos.

4. Ajuste la sazón al gusto.

Chili

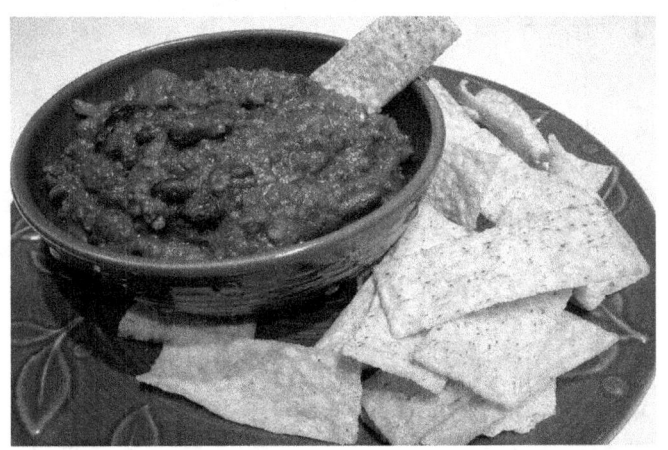

Los inviernos están hechos para hacer chili. El picor de cualquier chili es una preferencia personal, que usted puede ajustar a su gusto. El chocolate y la cerveza le darán una agradable sorpresa.

Tiempo de Preparación: 8 horas 8 minutos
Porciones: 6
Ingredientes:
- 450 g de carne de res molida
- 226.8 gde chorizo
- 1 cebolla picada
- 3 dientes de ajopicados
- ½ cucharadita depolvo de chile chipotle

- 1 pimiento verde picado
- 790 g de tomates picados
- 295.7 ml pure de tomate
- 887.1 ml de frijoles en lata sin liquido
- 443.5 ml de frijoles negros en lata sin liquido
- 1 taza de cerveza
- Sal y pimienta al gusto
- ½ cucharadita de albahaca
- ½ cucharadita de oregano
- 1 cucharada de chocolate rallado
- ½ cucharadita de comino
- ½ cucharadita de pimienta de cayena
- Una pizca de salsa picante

Instrucciones:

1. Coloque la res, el chorizo, la cebolla, el ajo y el polvo de chile chipotle en una sartén y mézclelo.

2. Dore durante 8 minutos y deshágase de la grasa que salga.

3. Coloque la carne a la olla de cocción lenta y mezcle bien con los ingredientes restantes.

4. Cocine a temperatura baja durante 8 horas.

5. Ajuste la sazón a su gusto y sírvase con

una rebanada de pan de elote.

Sopa de Cebolla Francesa

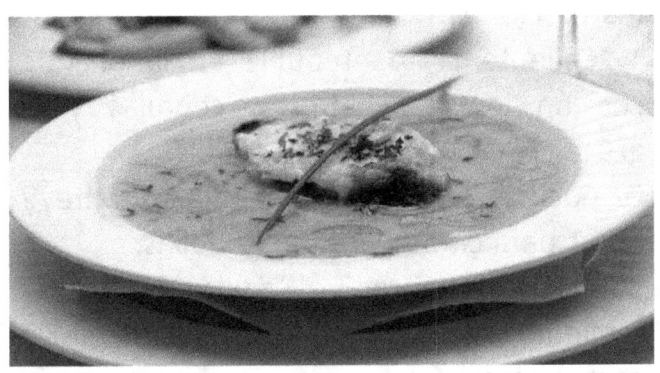

No hay nada como una Buena sopa de cebolla francesa. Las cebollas se caramelizan en la olla de cocción lenta por horas para maximizar su sabor.

Tiempo de Preparación: 8 horas
Porciones: 8
Ingredientes:

- ½ tazade mantequilla
- 5 cebollas picadas
- 3 cucharadas deazúcar
- 1/3 taza de jerez

- 6 tazas de caldo de res
- Sal y pimienta al gusto
- 1 hoja de laurel
- 6 pan crujiente en rebanadas
- 2 ½ tazas dequeso gruyere rallado
- 2 tazas de queso suizo

Instrucciones:

1. Caliente la mantequilla en la olla de cocción lenta y bata las cebollas y el azúcar.

2. Cocine a temperatura baja durante 2 horas para caramelizar las cebollas.

3. Añada el jerez, el caldo, la sal, la pimienta, la hoja de laurel y revuelva completamente.

4. Cocine a temperatura baja durante 6 horas.

5. Coloque las rebanadas de pan sobre papel encerado y tuéstelo en el horno durante 8 minutos at 176° C.

6. Mezcle los quesos.

7. Distribuya el queso entre 6 tazones adecuados para meter al horno y vierta una taza de la sopa sobre los quesos

8. Tape cada tazón con el pan tostado.

9. Coloque los tazones en una bandeja

para hornear y póngalos debajo de la parrilla durante dos minutos.

Crema de Sopa de Champiñones

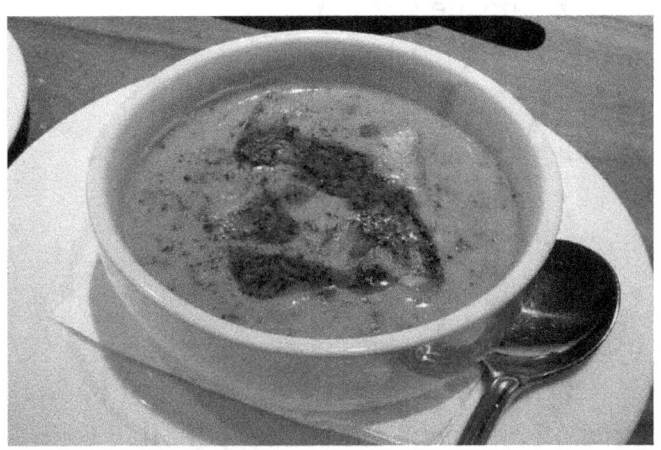

No solo esta es la mejor sopa de champiñones, también puedes utilizar este método para cualquier receta donde utilices crema de champiñones en lata. La diferencia te sorprenderá.

Tiempo de Preparación: 6 horas 20 minutos
Porciones: 4
Ingredientes:

- ¼ taza de mantequilla
- 2 tazas de champiñones portobellopicados finamente
- 3 cucharadas decebolla picada
- 2 cucharadas deharina blanca
- 2 ½ tazasde caldo de res
- ½ taza de media crema
- ½ taza de crema espesa
- Sal y pimienta al gusto
- ¼ cucharadita de tomillo
- ¼ cucharadita de orégano
- ¼ cucharadita de nuez moscada rallada

Instrucciones:

1. Derrita la mantequilla en la olla de cocción lenta y dore la cebolla y los champiñones durante 5 minutos.

2. Agregue la harina y bata.

3. Añada el caldo de res y mezcle hasta que el líquido se vuelva espeso.

4. Agregue la sal, la pimienta, las hierbas y la nuez moscada y cocínelo a temperatura baja durante 6 horas.

5. Vierta la media crema y cocínelo durante 15 minutos.

Estofado de Verduras

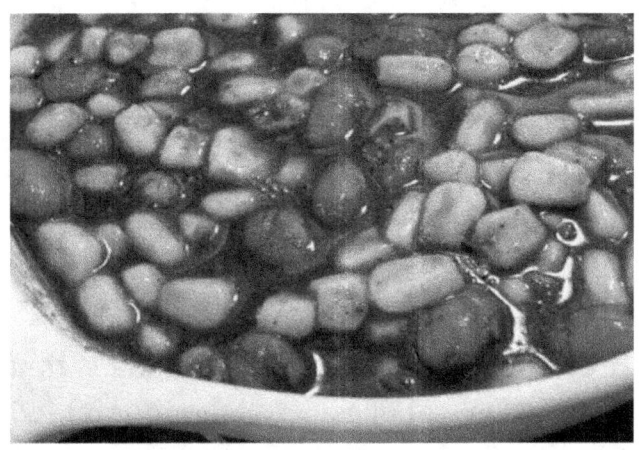

No necesita ser vegetariano para disfrutar un tazón de estofado de vegetales delicadamente sazonado con azafrán.
Tiempo de Preparación: 4 horas
Porciones: 4
Ingredientes:
- 2 cucharadas deaceite de oliva
- 1 cebolla grande picada
- 3 dientes de ajo
- Sal y pimienta al gusto
- ¼ cucharadita decomino
- Una pizca de hilos de azafrán
- 453.6 gde camote

- 6 zanahorias peladas y rebanadas
- 1 chirivía pelada y rebanada
- 1 apio pelado y rebanado
- 1 taza de coliflor
- 2 tazasde tomates en lata, incluyendo el líquido
- 2 tazasde caldo de pollo
- 1varita de canela

Instrucciones:

1. Caliente el aceite de olive en una sartén y dore las cebollas y el ajo durante 5 minutos.

2. Agregué el comino y el azafrán y continúe mezclando durante 1 minuto.

3. Coloque la cebolla y el ajo en la olla de cocción lenta y añada las verduras, tomates, caldo y la varita de canela.

4.Sazone con sal y pimienta.

5. Cocinea temperatura alta durante 4 horas.

6. Deseche la varita de canea.

Guarniciones

Relleno

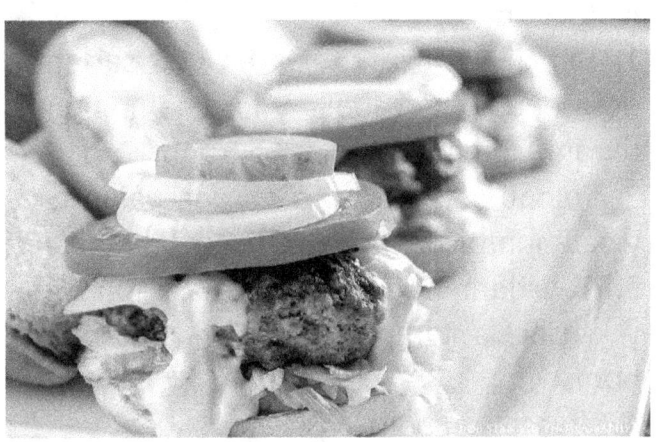

Puede preparar un relleno delicioso en su olla de cocción lenta.

Tiempo de Preparación: 6 horas 5 minutos
Porciones: 8
Ingredientes:

- ½ tazade mantequilla
- 2 tazas de apio picado
- 2 tazas de cebolla picada
- 2 tazas dechampiñones picados
- 1 bolsa de cubos de relleno sazonados
- 1 cucharadita decondimento para aves

- Sal y pimienta al gusto
- 2 huevos batidos
- 1 taza de caldo de pollo

Instrucciones:

1. Derrita la mantequilla en una sartén y dore el apio, la cebolla y los champiñones durante 5 minutos.

2. Coloque las verduras en una palangana y bata junto con los ingredientes restantes.

3. Transfiera todo a la olla de cocción lenta y cocine a temperatura baja durante 6 horas.

4. Sírvase con pollo o pavo.

Papas Guisadas al Gratén

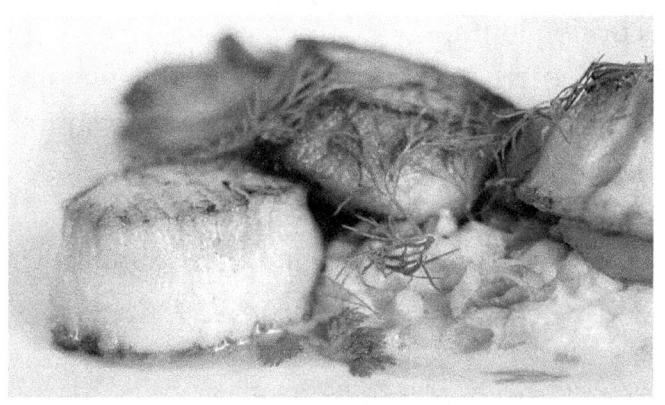

Tiempo de Preparación: 7 horas
Porciones: 6 personas
Ingredientes:

- 1.361 kgde papas peladas y en rebanadas delgadas
- 2 tazasde queso chédar rallado
- 1 cebolla picada
- 2dientes de ajopicados
- 2 tazas de jamón cocido y en cuadritos
- 1 lata de crema de champiñón condensada
- ½ taza de leche entera
- Sal y pimienta al gusto

Instrucciones:

1. Acomode en capas las papas, el queso, la cebolla, el ajo y el jamón en su olla de cocción lenta.

2. Mezcle la sopa y la leche en un recipiente a parte y después viértalo sobre las papas.

3. Sazone con sal y pimienta.

4. Cocine a temperatura baja durante 7 horas.

Pan de Elote

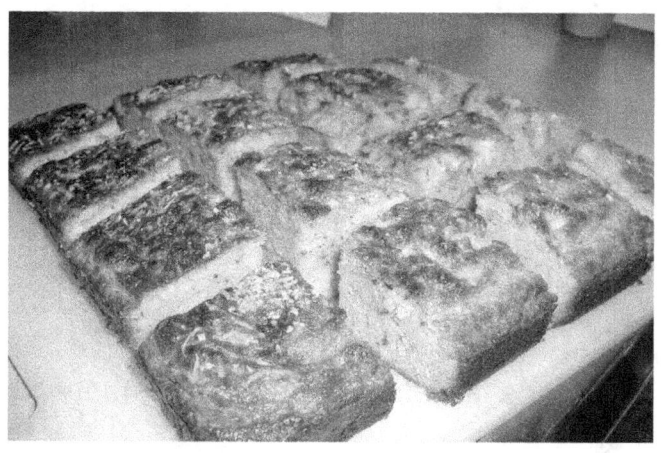

Pan de elote perfecto siempre. Pruébelo con la receta de chili de este recetario.
Tiempo de Preparación: 2 horas
Porciones: 6
Ingredientes:
- 1 taza de harina de maíz
- 1 taza de harina
- 1 cucharada de polvo para hornear
- ¼ taza de azúcar
- Una pizca de sal
- ¼ taza de aceite de coco
- 1 taza de leche o leche de coco
- 1 huevo batido

Instrucciones:

1. Mezcle las harinas, el polvo para hornear, el azúcar y la sale n una palangana.

2. Agregue el aceite de coco, la leche y el huevo y bata hasta que consiga una masa.

3. Cubra la olla de cocción lenta con papel pergamino.

4. Vierta la masa en la olla de cocción lenta.

5. Cocine a temperatura alta durante 2 horas.

6. Sirva el pan con algo de mantequilla y miel mientras aún este caliente.

Espinacas con Crema

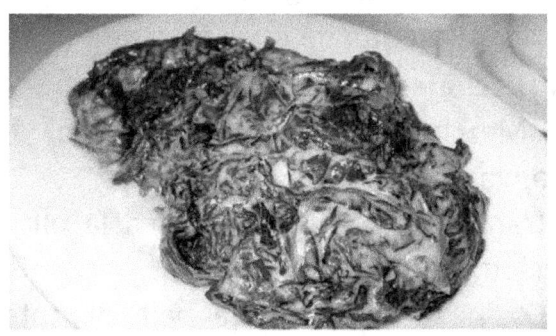

Es bueno poder cocinar platillos sencillos en la olla de cocción lenta cuando la parrilla y el horno están en uso y este platillo no puede ser más sencillo; también es un excelente dip.

Tiempo de Preparación: 6 horas
Porciones: 6
Ingredientes:
- 3 tazas de espinaca congelada exprimida de todo líquido
- 2 tazas de queso ricota
- ¼ taza de mantequilla
- 2 huevos batidos
- 1 taza de queso chédar rallado
- ¼ taza de queso crema
- ¼ taza de harina blanca

- 1 diente de ajo picado
- Sal y pimienta al gusto
- ¼ cucharadita de nuez moscada

Instrucciones:

1. Mezcle los ingredientes en una palangana.
2. Transfiera los ingredientes a la olla de cocción lenta.
3. Cocine a temperatura baja durante 6 horas.

Postres

Pudín de Tapioca

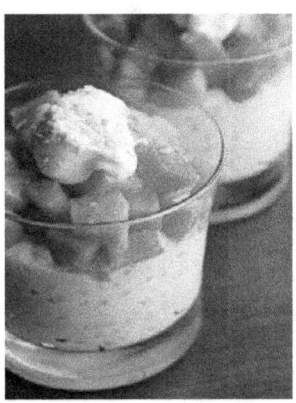

Tiempo de Preparación: 4 horas
Porciones: 8
Ingredientes:
- 8 tazas leche de soya con vainilla
- 1 1/3 tazas de azúcar blanca
- 1 taza de perlas de tapioca pequeñas
- 4 huevos
- 1 cucharadita de canela

Direction:
1. Mezcle todos los ingredientes en la olla

de cocción lenta exceptuando la canela.

2. Cocine a temperatura baja durante 4 horas.

3. Espolvoree la canela sobre cada porción al servir.

Pastel de Chocolate

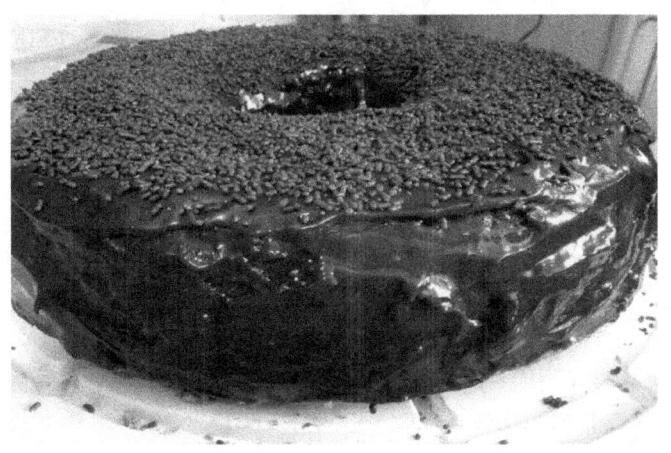

Así es, usted puede hacer el pastel de chocolate humectado en su olla de cocción lenta. Pruébelo con una bola de nieve de vainilla.

Tiempo de Preparación: 3 horas 45 minutos

Porciones: 8

Ingredientes:
- 1 taza de azúcar blanca
- 1 ½ taza de harina blanca
- ¾ taza decocoa en polvo sin endulzantes
- 1 ½ cucharadita debicarbonato de sodio

- 1 cucharadita de polvo para hornear
- 1 cucharadita desal
- 2 huevos batidos
- 1 taza de leche condensada
- ½ taza de salsa de manzana
- Una pizca de pimienta cayena
- ½ taza de azúcar glas

Instrucciones:

1. Cubra la olla de cocción lenta con spray antiadherente.
2. Mezcle el azúcar, la harina, la cocoa, el polvo para hornear, el bicarbonato de sodio y la sal en una palangana.
3. En una segunda palangana, combine los huevos, la leche, la salsa de manzana, la pimienta cayena y bata bien.
4. Añada una taza de agua hirviendo a la mezcla líquida.
5. Combine ambas mezclas hasta tener una masa homogénea.
6. Vierta la mezcla resultante a la olla de cocción lenta.
7. Cocine a temperatura baja durante 3 horas.
8. Repose el pastel durante 45 minutos.
9. Espolvoree con azúcar glass.

Flan

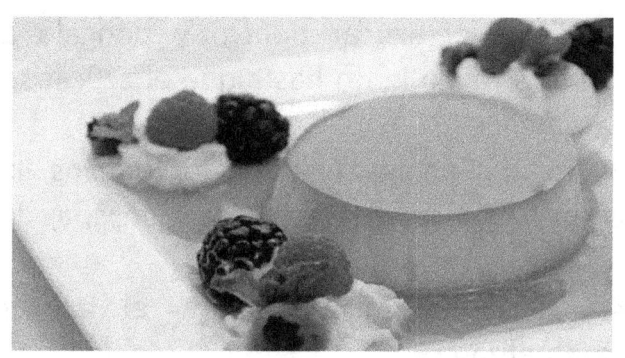

Una invención cremosa y deleitable, además de elegante para servirse a la visita.

Tiempo de Preparación: 5 horas 35 minutos
Porciones: 10
Ingredientes:
- 1 taza de azúcar
- 4 huevos
- 1 ½ taza de crema para batir espesa
- ½ taza de leche condensada
- 2 cucharaditas desemillas de vainilla en pasta
- ½ cucharadita debourbon

Instrucciones:

1. Enmantequille ligeramente un molde para suflé de 15.24 cm.

2. Vierta el azúcar dentro y póngalo a hervir a fuego lento hasta que el azúcar se caramelice.

3. En una palangana bata los huevos, la crema espesa, la leche condensada, la vainilla y el bourbon.

4. Vierta la mezcla sobre el azúcar caramelizada.

5. Cubra el molde para suflé con aluminio y colóquelo dentro de la olla de cocción lenta.

6. Agregue agua al rededor del molde hasta que llegue a la mitad.

7. Cósalo durante 2 ½ horas en temperatura baja.

8. Deje que el flan se enfríe y métalo al refrigerador durante 3 horas.

9. Vuelque el molde sobre un plato.

Plátanos Flameados

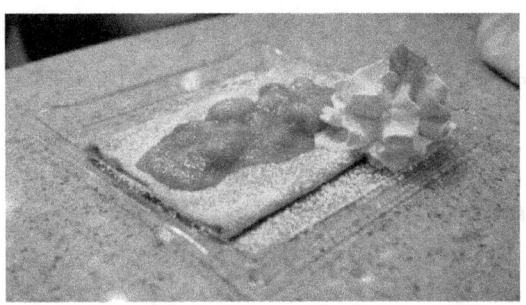

Plátanos en una deliciosa y rica salsa. Para que no se vuelvan muy pastosos, es mejor utilizar plátanos que estén algo verdes.

Tiempo de Preparación: 2 horas
Porciones: 3
Ingredientes:
- 3 plátanos sin cascara y en rebanadas
- ¼ taza de mantequilla derretida
- ¾ tazade azúcar morena
- 2 cucharadas deron
- 2 cucharadas debrandy
- 1 cucharadita de vainilla
- ¼ cucharadita decanela
- 2 cucharadas delicor de plátano
- Nieve de vainilla

Instrucciones:

1. Coloque las rebanadas de plátano al fondo de la olla de cocción lenta.

2. Mezcle el resto de los ingredientes, a excepción de la nieve, en una palangana y vierta la mezcla sobre los plátanos.

3. Cocínelo durante 2 horas en temperatura baja.

4. Sirva con una bola de nieve de vainilla.

Mousse de Chocolate

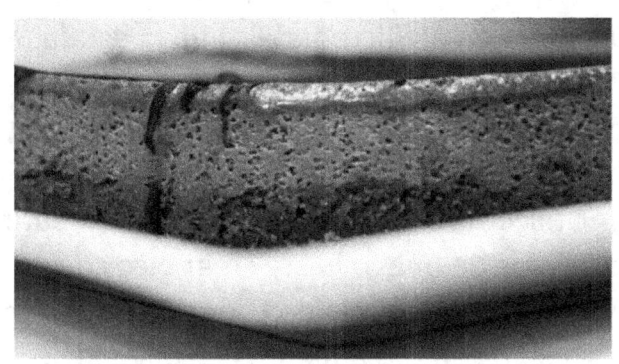

Esto es lo más lujoso a lo que se puede llegar. Sus invitados lo devorarán, pero mantenga en cuenta que contiene cafeína cuando lo sirva a niños. Siempre puede sustituir el café por agua hirviendo.

Tiempo de Preparación: 6 horas
Porciones: 4
Ingredientes:

- 1 taza de chocolate semi-amargo
- 1 ½ taza de crema batida
- 3 cucharadas decafé expreso caliente
- 4 claras de huevo
- 4yemas de huevo
- 1 taza de frambuesas o fresas en rebanadas

Instrucciones:

1. Pique el chocolate en finos trozos y derrítalo en el microondas o en la estufa.

2. Agregue al chocolate 1 taza de crema batida, el expreso y las yemas de huevo y bata todo bien.

3. Utilice una batidora de mano para batir las claras de huevo hasta crear picos duros.

4. Agregue la mezcla de chocolate al betún de huevo con movimientos envolventes.

5. Vierta la mezcla a la licuadora para que esponje.

6. Después de batir, viértalo a la olla de cocción lenta y cocínelo a temperatura baja durante 2 horas.

7. Transfiera el mousse a vasos individuales de vidrio y refrigere durante 4 horas.

8. Decórelo con la crema batida restante y la fruta.

Tus comentarios y recomendaciones son fundamentales

Los comentarios y recomendaciones son cruciales para que cualquier autor pueda alcanzar el éxito.Si has disfrutado de este libro, por favordeja un comentario, aunque solo sea una línea o dos,y házselo saber a tus amigos y conocidos. Ayudará a que el autor pueda traerte nuevos libros y permitirá que otros disfruten del libro.

¡Muchas gracias por tu apoyo!

www.ingramcontent.com/pod-product-compliance
Lightning Source LLC
Chambersburg PA
CBHW070916080526
44589CB00013B/1321